La Constipation

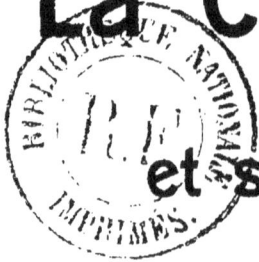

et son Traitement

A BRIDES-LES-BAINS

(SAVOIE)

par le Dr L. DESPREZ

Ancien interne des Hôpitaux de Lyon

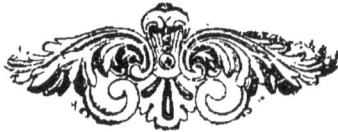

MOUTIERS

IMPRIMERIE FRANÇOIS DUCLOZ

Avenue Gutenberg

—

1903

La Constipation

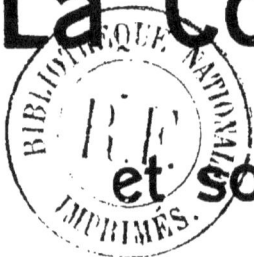

et son Traitement

A BRIDES-LES-BAINS

(SAVOIE)

par le Dʳ L. DESPREZ

Ancien interne des Hôpitaux de Lyon

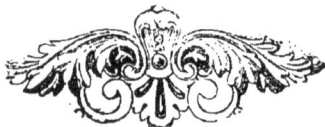

MOUTIERS

IMPRIMERIE FRANÇOIS DUCLOZ

Avenue Gutenberg

—

1903

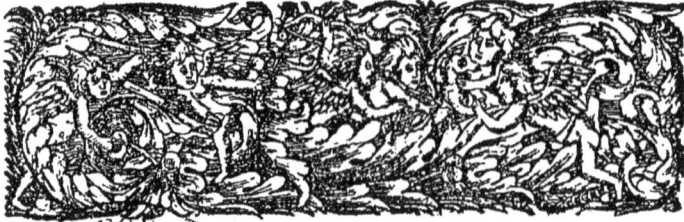

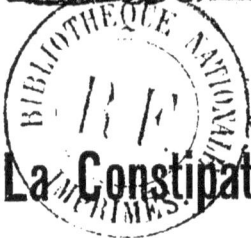

La Constipation et son Traitement

A BRIDES-LES-BAINS

La constipation joue un très grand rôle, dans la pathologie humaine; elle est beaucoup plus fréquente qu'on le croit, surtout chez les femmes, et elle empoisonne bien des existences.

Poussée à un très haut degré, elle imprime à sa victime un caractère particulier : le constipé opiniâtre devient triste et morose; il est en proie à une véritable obsession; son caractère varie du tout au tout, suivant qu'il a obtenu ou non une évacuation suffisante.

A un degré moindre, l'obsession est moindre aussi, mais encore combien de gens trouve-t-on, pour lesquels la selle est un problème qui se présente chaque jour avec la même incertitude ? Combien sont obligés, pour l'obtenir de la provoquer, tantôt par un moyen, tantôt par un autre? C'est souvent très gênant, et cependant il faut s'y soumettre; abandonnée à elle-même, la constipation ne tarde pas à produire, des malaises d'abord, puis des accidents, dont la gravité peut devenir extrême.

Chez d'autres, enfin, la constipation est moindre encore, au moins pour le moment, et consiste en un peu de difficulté qu'on arrive presque toujours à vaincre, sinon tous les jours, au moins deux ou trois fois par semaine. Elle ne cause alors que des malaises assez légers en général, mais qu'on a tort de négliger, à moins qu'elle ne donne lieu à un accident grave, qui éclate à l'improviste, sous la forme de typhlite, d'appendicite, ou de stercorémie aiguë.

Dans tous ces cas, la constipation est vraie, manifeste, loyale, mais il n'en est pas toujours ainsi; il n'est pas rare qu'elle revête une forme insidieuse, et qu'il faille la chercher pour la trouver.

On rencontre, en effet, des personnes présentant un peu d'atonie des voies digestives, avec lourdeur de la tête, teint plombé, peu de forces, pas d'entrain, mais ne présentant aucun symptôme caractéristique : l'appétit est passable quoique irrégulier, la digestion est lente, mais elle se fait, les selles sont régulières; on ne sait à quoi attribuer ce malaise général. Mais si on palpe le ventre, on trouve le cœcum et une partie du colon pleins de matières accumulées, le fameux boudin fécal : les exonérations quotidiennes étaient donc insuffisantes, il y a constipation latente, encombrement de matières, stercorémie.

Ces états ne sont pas rares, ils sont remarquables surtout chez les enfants; J. Simon les a décrits sous le nom de paresse du cœcum chez les enfants (j'aime autant celui de constipation latente) : il énumère les phénomènes causés par la présence prolongée des matières dans l'intestin, et l'infection lente qui en résulte. « Ce sont ces enfants, comme on en voit tant, qui ont des maux de tête, de l'inaptitude au travail, de la pâleur, un appétit irrégulier, et un arrêt de développement physique et moral; ils sont disposés aux entérites chroniques, à l'appendicite... et cependant rien ne met sur la voie, les selles sont sensées régulières : mais si on palpe le ventre, on trouve au niveau du cœcum, de la sensibilité et un empâtement qui remonte dans le colon ascendant. »

Plusieurs fois j'ai eu l'occasion d'observer de ces enfants et c'était merveille de voir sous l'influence du traitement de Brides, alors que l'intestin se vidait et reprenait sa vitalité, le teint de l'enfant s'éclaircir, l'œil devenir plus vif et plus intelligent, et la gaieté reparaître sur son visage.

L'enfance devrait toujours être bien surveillée sous ce rapport; on devrait imposer de bonne heure l'habitude de vider ses instestins tous les jours, au même moment, en se levant par exemple, et de le faire complètement. Souvent les enfants, soit pour s'amuser, soit par insouciance, soit qu'ils subissent dans les pensions les exigences de règlements anti-hygiéniques, prennent l'habitude de se retenir; peu à peu le stimulus auquel on ne répond pas, ne se fait plus sentir, les muscles intestinaux, qui n'agis-

sent plus régulièrement, s'atrophient peu à peu :
par solidarité les glandes intestinales se mettent
à diminuer peu à peu aussi leur sécrétion, et il
s'établit une constipation qui influera ensuite
sur la vie entière.

Je ne veux pas entrer ici dans l'étude de
toutes les causes qui produisent la constipation,
ni sur toutes ses formes, mais puisque l'occasion se présente, je veux dire quelques mots
encore, sur cette cause que je viens de men-
tionner et qui est si importante.

Chez les personnes appelées à mener une vie
sédentaire, et spécialement chez les femmes qui
font moins d'exercice que les hommes, comme
chez les enfants, bien des causes viennent
déranger l'accomplissement de cette fonction :
ce sont tantôt les occupations diverses de la
vie, tantôt une sorte de timidité surtout chez
les jeunes filles, tantôt pour d'autres personnes
qui se croyant d'une essence supérieure, vivent
dans les régions éthérées et s'efforcent

> ..... De négliger et tenir à distance
> Les détails répugnants et bas de l'existence,
> Et de ne pas laisser leur contact amoindrir
> Le beau que cette vie, à l'homme, peut offrir.

Elles se raidissent donc, et ce n'est que con-
traintes qu'elles sacrifient le plus rarement
possible, aux nécessités de la vie. La constipation, avec le cortège des maladies qui l'accom-
pagnent, vient souvent peu à peu leur démon-
trer qu'elles sont de la même nature que les
autres.

Il est donc urgent pour s'exonérer d'une

maladie sérieuse mais qui peut être évitée, de régler le fonctionnement de son intestin et de ne pas soumettre à sa convenance et aux circonstances qui peuvent varier tous les jours, le moment de son évacuation.

Mais il ne faut pas non plus tomber dans l'excès contraire. Il y a des parents qui par trop de zèle donnent tous les jours à leurs enfants un lavement ou un laxatif pour être sûrs que l'évacuation soit bien complète. Cette pratique est très mauvaise aussi ; l'intestin prend l'habitude de ce stimulant, il devient paresseux, et ne fonctionne plus seul. La personne est donc astreinte toute sa vie à cette cérémonie qui n'est pas toujours commode dans les diverses circonstances où elle peut se trouver, et qui du reste devient peu à peu insuffisante, et la constipation opiniâtre, avec toutes ses conséquences, en devient le résultat fatal.

A propos de cette fonction, il faut donc, comme toujours du reste suivre les indications données par la nature ; l'aider quand elle défaille, mais seulement alors, et encore ne donner que l'aide nécessaire sans aller au delà.

La constipation est au premier chef tributaire des Eaux de Brides, on obtient grâce à elles, de grands succès, à la condition de ne pas vouloir aller trop vite ; l'expérience m'a appris en effet que ce n'était qu'en allant doucement que l'on obtenait un effet sérieux. Je l'ai déjà dit à propos de l'obésité, la nature ne veut pas être violentée, et la guérison des maladies résulte de modifications profondes qui ne se produisent

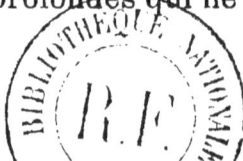

que lentement sous l'influence du traitement.

En effet, que faut-il faire pour guérir la constipation : laissant de côté les cas particuliers dans le détail desquels nous n'entrerons pas, nous pouvons dire que la constipation résulte de l'affaiblissement du péristaltisme, et de l'hyposécrétion des glandes intestinales, hépatiques... Nous devons donc pour la guérir, agir sur le système nerveux qui réveille lui-même la nutrition générale et le fonctionnement de tous les organes, redonner du ton et de la vie aux fibres musculaires de l'intestin; faire sécréter les glandes intestinales et tous les appareils glandulaires dont le produit se déverse dans l'intestin, dans le but de transformer le bol alimentaire, d'en préparer l'utilisation, et de préparer la formation et l'expulsion du bol fécal. — Or, tous ces effets sont produits par les eaux de Brides.

Ainsi que je l'ai déjà démontré autre part, les Eaux minérales en général, activent d'une façon singulière les fonctions vitales de l'économie; celles de Brides sont remarquables sous ce rapport, et dès les premiers jours de traitement les malades éprouvent souvent une sensation de force et de bien être qui les étonne. Cette activité porte surtout sur la nutrition : dans un article, paru l'an dernier dans la *Saison thermale du Midi*, je signalais déjà cette action, et je disais que, sous son influence, les fibres musculaires, et particulièrement les fibres lisses des organes creux reprenaient de la vie et de la force. Les tuniques musculaires de l'estomac et de l'intestin se renforcent donc, le péristaltisme intestinal se réveille, alors la pression interne augmente, et les dilatations diminuent; la palpation permet de s'en rendre très bien compte.

En même temps la stimulation se fait sentir sur toutes les glandes de l'économie, qui se mettent à sécréter abondamment : le foie, le pancréas et les glandes intestinales déversent leurs produits dans l'intestin, qui ne reste plus inerte : celui-ci absorbe alors plus activement les sucs nutritifs du bol alimentaire, qui est mieux élaboré, et il en rejette plus facilement les résidus. La constipation disparait donc, en même temps que la nutrition s'améliore.

Mais ces résultats ne s'obtiennent pas en un jour, le travail à faire est souvent trop considérable; l'atonie intestinale se présente, en effet, avec des degrés bien différents, elle est parfois d'une force extraordinaire : les muscles intestinaux n'offrant plus de résistance, se laissent distendre démesurément par les gaz contenus dans l'organe; il en résulte des dilatations énormes, qui changent complètement les formes et les rapports primitifs, ainsi que j'ai eu l'occasion de l'observer plusieurs fois. C'est curieux de voir ces ventres en état d'effondrement complet, et on se demande comment des organes semblables peuvent avoir encore un fonctionnement suffisant pour entretenir la vie de leur possesseur. Ces états sont rares; mais dans tous les autres, les intestins sont plus ou moins touchés, et on comprend combien il doit être parfois difficile de les remettre en bon état.

Nous n'avons pas la prétention de les guérir tous radicalement, et surtout étant donné le temps si limité qu'il est de règle d'accorder à une cure thermale; mais nous pouvons dire, que dans presque tous les cas, nous obtenons, même la première année, un résultat manifeste; il variera naturellement, avec le degré de la maladie, l'âge du patient, la durée du traitement et la manière dont celui-ci aura été dirigé; mais il existe toujours, et les cures suivantes le complèteront et le rendront définitif.

Seulement, il faut bien comprendre, que l'intestin ne commencera à fonctionner que lorsque les muscles et les glandes auront été influencés, ce qui demande toujours un certain temps, et c'est ce qui fait parfois le désespoir des malades.

De même que l'obèse n'a que la balance, comme critérium pour apprécier son état, et se désole de ne pas maigrir, quoique son volume diminue d'une façon manifeste, si le poids reste stationnaire pendant les premiers temps, de même le constipé ne croit son état amélioré que s'il est purgé. Souvent pour obtenir cet effet, il ajoute diverses substances à notre eau qu'il accuse d'être insuffisante.

C'est qu'en effet l'eau de Brides agit très différemment selon les dispositions individuelles, et selon le degré de la maladie; elle paraît même quelquefois augmenter la constipation au lieu de la diminuer; les malades ne sont débarrassés que par les moyens adjuvants, et il leur faut attendre parfois 8, 10 et même quinze jours pour obtenir une selle directe; mais une fois établie, celle-ci continue tous les jours et ils la garderont indéfiniment.

Tandis que ceux qui violentent notre eau si douce, en y ajoutant des sels purgatifs, ne retireront de leur traitement qu'un résultat atténué et moins durable. Chaque purgatif donne un coup de fouet aux muscles et aux glandes, et provoque un effort exagéré, qui ne peut durer, et qui est suivi d'une dépression plus grande encore. Tout le monde sait que les purgatifs ne guérissent pas la constipation.

Le traitement doit donc être fait d'une manière méthodique, et varier non seulement avec les personnes, mais aussi avec la forme de la maladie, qui n'est pas toujours celle que nous venons de décrire. Selon les cas, nous mettons à contribution nos différentes ressources, pour obtenir le résultat final.

L'Eau sera prise en boisson, à dose progressive, et variant avec chaque personne ; les bains amènent une détente très utile, puis on emploiera, selon les cas, les douches ascendantes ou les entéroclyses (lavages intestinaux complets); depuis que j'ai fait installer ces derniers, nous déblayons facilement ces accumulations, ces boudins cœcaux dont j'ai parlé. Dans les cas extrêmes, nous avons le lavement électrique dont l'effet est merveilleux, et grâce auquel on peut éviter l'extraction des matières avec la curette, qui est si désagréable; mais il est rare que nous soyons obligés de recourir à ce moyen. Enfin, nous employons avec un grand succès comme adjuvant, le massage, l'électricité, la gymnastique, etc. Grâce à cet ensemble de moyens, nous obtenons des résultats excellents, quand le traitement est bien dirigé et suivi avec ponctualité. Mais, comme toujours, ce n'est pas au moment même de la cure qu'on peut en voir les résultats, le travail commencé ici, se continue quand le malade est rentré chez lui, et ce n'est pas avant un ou deux mois, et même plus que l'on peut juger de l'effet complet.

Avant de terminer, je veux dire quelques mots, sur l'hypothèse de l'origine microbienne de la constipation, qui a été émise par plusieurs auteurs, et qui mérite d'être étudiée avec intérêt.

Le microbe de la constipation n'est pas encore découvert, mais beaucoup de raisons permettent de croire qu'il existe. C'est peut-être une transformation du *bactérium coli commune*, qui d'après l'école lyonnaise peut devenir nocif sous certaines influences, et produire différentes maladies, dont la fièvre typhoïde.

Ce pourrait donc être lui, qui transformé, sécréterait une toxine dont l'effet serait de paralyser les muscles intestinaux, et de diminuer la sécrétion des glandes.

Mais il pourrait bien aussi être l'origine d'autres manifestations que l'on avait l'habitude de mettre sur le compte de l'auto-infection, et qui rappellent plutôt l'infection microbienne.

J'ai dit que le constipé était triste et morose, mais il n'a pas que cela ; il a de la céphalée, parfois frontale, souvent occipitale, quelquefois avec irradiation à la nuque et dans une partie de la moëlle ; il a des migraines et des vertiges.

Bouchard a signalé le rapport qu'avait la constipation avec l'hypocondrie et certains troubles
nerveux ; enfin nous la voyons souvent produire
la neurasthénie, cette maladie de nos jours,
qui accompagne souvent les affections intestinales, et surtout la colite muco-membraneuse.

Ces affections et leur mode de développement
font certainement naître à l'esprit la pensée
d'un microbe générateur.

Partant de cette idée, Wladimir de Holstein,
a donné à ses constipés de la créosote, comme
agent antiseptique, et s'en est bien trouvé. Je
l'ai essayée moi-même dans quelques cas, et
elle m'a paru produire un bon effet.

L'acide borique a été employé par d'autres
auteurs dans le même but, en lotions externes
et en insufflations intestinales, il parait avoir
donné aussi de bons résultats.

Un de mes confrères et amis, dont la femme
a une constipation opiniâtre, étant indisposé,
se servit un jour de l'irrigateur de sa femme :
deux jours après, il était affreusement constipé.
La possibilité de la présence d'un microbe, lui
vint alors à l'esprit, tout en l'étonnant énormé-
ment, et il se fit des lavages intestinaux, avec
une solution antiseptique, qui rétablirent rapi-
dement les fonctions régulières.

Rooz de Fribourg en Brisgau croyait aussi à
l'origine microbienne de la constipation, mais
il pensait qu'elle provenait du manque de bactéries bénignes de l'intestin. Il prit alors des
bactérium coli, provenant de personnes fonc-
tionnant régulièrement, et il en fit des cultures

qu'il introduisit dans des intestins paresseux : dans plusieurs cas les selles se régularisèrent. Je pense qu'il a dû y avoir alors, lutte entre les bactéries normales et les dégénérées, et que les premières ayant reçu un renfort ont anéanti les autres. The Struggle for life existe même pour les infiniment petits.

Du reste, Rooz ne paraît pas tenir beaucoup à son hypothèse, puisqu'il employa aussi et avec succès, la levure de bière, qui agit si bien dans les maladies infectieuses, et dont le rôle est certainement microbicide.

Une autre raison milite en faveur de l'origine microbienne de la constipation, c'est que certains des accidents, qui sont en rapport avec elle, et qui peuvent être regardés comme en dérivant, l'entérite, la typhlite, l'appendicite, la colite muco-membraneuse, sont notoirement microbiens eux-mêmes, sans avoir leur microbe propre ; ils résultent d'une association de microbes, dont celui de la constipation pourrait être le premier élément.

Nous pouvons trouver même un nouvel argument, dans la manière dont agissent nos Eaux, dans les maladies que je viens de citer. Depuis que j'ai attiré l'attention sur le traitement à Brides, des affections intestinales, et notamment de la colite muco-membraneuse, j'en ai soigné un grand nombre, et parfois des cas très graves, avec phénomènes neurasthéniques, qui avaient résisté à tous les autres traitements, et que j'ai eu le plaisir de voir s'améliorer, puis peu à peu guérir après deux ou trois cures.

Je crois bon de relater ici une observation qui présente un type intéressant d'affection infectieuse.

Mme G....., âgée de 43 ans, avait toujours eu une bonne santé, et ne présentait qu'une constipation remontant à une douzaine d'années, époque des naissances de ses deux enfants.

Il y a 18 mois survint une amygdalite, qui a été suivie brusquement de troubles digestifs sérieux ; la malade ne pouvait plus rien prendre, ni rien digérer ; des lavages de l'estomac finirent par permettre une légère alimentation. Mais alors survint une céphalée très forte, avec insomnie, et des phénomènes neurasthéniques très prononcés ; les intestins se prirent alors, et la colite muco-membraneuse s'établit avec ses douleurs et ses exacerbations ordinaires : la faiblesse devint extrême, presque rien n'était supporté, et à chaque instant il survenait soit des vomissements, soit des lypothymies. C'est dans cet état que je la vis en juillet 1898 ; l'estomac était dilaté et très descendu, le colon très douloureux, était encombré de matières, la vie paraissait sérieusement menacée.

Sous l'influence du traitement l'intestin fut déblayé et modifié, l'appétit se réveilla, un peu de nourriture commença à être supporté, et il revint un peu de vitalité ; le sommeil reparut, les syncopes cessèrent, et les forces se remontèrent peu à peu ; la malade était méconnaissable quand elle quitta Brides. J'eu l'occasion de la revoir trois mois après, elle était transformée. La maladie n'était pas encore complètement guérie, et ne pouvait pas l'être, mais elle était en excellente voie, et certainement une ou deux cures encore devaient tout remettre en ordre.

Je pourrais facilement multiplier les observations de colite muco-membraneuses, d'appendicite, avant, après, ou sans opération, de typhlite... traitées avec succès; mais je ne veux pas être trop long. Je me borne donc à dire que dans toutes ces maladies les Eaux de Brides produisent des effets excellents, surtout depuis que, grâce à l'entéroclyse, nous lavons les intestins à grande eau, nous les débarrassons des matières accumulées, et nous balayons les micro-organismes qui les infectent.

Ce n'est pas que je considère nos Eaux comme véritablement antiseptiques, mais l'expérience nous a montré, que pour une cause ou pour une autre, elles ne conviennent pas aux organismes inférieurs; plusieurs fois nous les avons vus faire expulser des parasites intestinaux, dont on ne soupçonnait pas l'existence, soit des ascarides lombricoïdes, soit des tœnias ou des bothriocéphales, il n'est donc pas étonnant que les organismes plus petits s'en accommodent mal, et soient entraînés eux aussi.

A tous les points de vue, la constipation trouve donc à Brides tous les éléments nécessaires à sa guérison, et, par un traitement bien conduit, les malades sont sûrs d'être soulagés, et souvent par la suite guéris.

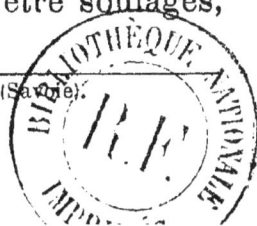

1970-03. — Imp. F. Ducloz, Moûtiers (Savoie).

DU MÊME AUTEUR

—◦◦◦—

De la rétraction utérine pendant et après l'accouchement. (Thèse inaugurale), Paris, 1860.

Un mot sur quelques eaux minérales d'Allemagne, Paris, 1862.

SALINS (Savoie) et ses eaux thermales, Paris, 1879.

BRIDES (Savoie) et ses eaux thermales purgatives, Paris, 1880.

Thermal mineral waters of Brides and Salins (Savoy), 1880.

Article *Salins-Moutiers* dans le *Guide aux villes d'eaux et bains de mer,* publié par le docteur Macé, 1880.

L'obésité, sa nature et son traitement à Brides-les-Bains (Savoie), Paris, 1889.

Du Massage et de la Maskinésitérapie à Brides et à Salins (Savoie), 1889.

Des Maladies que l'on traite à Brides et à Salins-Moutiers, 1889.

Brides-les-Bains and Salins-Moutiers, 1895.

Les Maladies du cœur et des vaisseaux à Brides-les-Bains (Savoie), Moutiers, 1896.

Brides-les-Bains et Salins-Moutiers, en français, 1897.

1970-03. — Imprimerie F. Ducloz, Moûtiers (Savoie).

www.ingramcontent.com/pod-product-compliance
Lightning Source LLC
Chambersburg PA
CBHW050450210326
41520CB00019B/6153